AF318109

DES

OREILLONS

PAR

Charles BIGONNET

DOCTEUR EN MÉDECINE

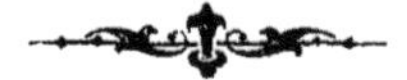

MONTPELLIER
IMPRIMERIE Gustave FIRMIN, MONTANE et SICARDI
Rue Ferdinand-Fabre et quai du Verdanson
1905

COMPLICATIONS PLEURO-PULMONAIRES

DES

OREILLONS

PAR

Charles BIGONNET

DOCTEUR EN MÉDECINE

MONTPELLIER

IMPRIMERIE Gustave FIRMIN, MONTANE et SICARDI

Rue Ferdinand-Fabre et quai du Verdanson

1905

A LA MÉMOIRE DE MON FRÈRE

A MON PÈRE, A MA MÈRE

Je dédie ce modeste travail en témoignage
de ma reconnaissance et de mon profond
amour.

A MON MEILLEUR AMI

LE DOCTEUR ERNEST CUREL

C. BIGONNET

INTRODUCTION

Au cours de l'épidémie d'oreillons qui sévissait à Montpellier en 1905, il nous a été permis d'observer certaines complications du côté de l'appareil respiratoire, dont la rareté nous a engagé à traiter ce sujet dans notre thèse inaugurale. Nous ne prétendons pas avoir fait un travail nouveau et original ; nous nous contentons simplement d'apporter une faible contribution à l'étude des complications peu connues de la fièvre ourlienne.

Ces complications pour si rares qu'elles soient, avaient été déjà remarquées depuis fort longtemps, mais non étudiées. Dès la plus haute antiquité, Hippocrate, dans la description qu'il fait de l'épidémie de l'île de Thasos (1), signale des toux sèches et de la raucité de la voix chez un grand nombre de malades. Des accidents pleuraux sont signalés en 1833 dans l'épidémic de Châteauroux (2), en 1889 par le docteur Ferrand (3) ; Rilliet en 1850, Bouchut en 1853, signalent des bronchites. Enfin, plus récemment, Salaud, Gailhard, Delmas, Jourdan, Laveran, Simonin, Ferré et Busquet décrivent diverses complications pleuro-pulmonaires dont ils cherchent à préciser la nature. C'est ce point délicat que nous essayerons de développer à la fin de notre travail.

---

(1) Littré. — Traduction des œuvres complètes d'Hippocrate.
(2) *Gazette des Hôpitaux*, 1833.
(3) *France Médicale*, févricr 1889.

Voici le plan que nous allons suivre. Après avoir fait une étude clinique très rapide des oreillons, nous grouperons nos observations par classes de complications étudiées en ayant soin de faire suivre chacun de ces chapitres des réflexions qu'elles suscitent. Nous aborderons ensuite la grande question de l'étiologie et de la pathogénie de ces complications et ncus concluerons enfin.

Mais avant d'aborder cette étude, il nous est un devoir agréable de venir témoigner notre reconnaissance à tous ceux de nos maîtres de la Faculté et des hôpitaux, auxquels nous sommes redevable de ce que nous savons. Nous avons été tout particulièrement touché du bienveillant accueil dont nous a toujours honoré M. le professeur Carrieu, sous l'inspiration duquel nous avons fait notre travail. Que ce maître veuille bien recevoir encore tous nos remerciements pour le grand honneur qu'il nous fait en acceptant la présidence de notre thèse.

MM. les professeurs Granel, Galavielle et Ardin-Delteil ont droit à toute notre gratitude pour la bienveillance qu'ils nous ont manifestée à maintes reprises et pour l'amabilité avec laquelle ils ont bien voulu siéger dans notre jury de thèse.

Nos remerciements s'adressent encore à deux amis, MM. Devèze et Godlewski, internes des hôpitaux de Montpellier, qui ont mis très obligeamment à notre disposition des observations inédites et nous ont aidé de leurs conseils et de leur expérience dans la rédaction de notre modeste travail.

COMPLICATIONS PLEURO-PULMONAIRES

DES

OREILLONS

DE LA MALADIE OURLIENNE

Les oreillons doivent être définis, à l'exemple de Comby, comme une maladie infectieuse, spécifique, générale, se localisant sur les glandes salivaires, mais affectant toute l'économie à la manière des fièvres éruptives, dont elle partage la nature contagieuse et épidémique.

Connue de tout temps, des épidémies nombreuses, si soigneusement collationnées par M. Laveran (1), ont permis d'étudier à fond cette maladie, tant au point de vue clinique qu'étiologique et pathogénique. Actuellement, c'est la dénomination de fièvre ourlienne qui répond le mieux à la conception que l'on doit se faire de cette entité morbide. L'ancienne opinion soutenue il y a quelque trente ans à peine par Béhier, qui admettait l'existence d'une maladie *a frigore* contagieuse, a été remplacée par des théories plus en rapport avec les données nouvelles de la bactériologie. Actuellement la nature infec-

---

(1) Laveran. — Article des Dictionnaires Dechambre.

tieuse des oreillons ne fait de doute pour personne. La fièvre ourlienne doit être classée parmi les maladies infectieuses et contagieuses.

Cependant, malgré les recherches de nombreux auteurs, l'agent de contage n'est pas exactement déterminé. MM. Capitan et Charrin (1) avaient trouvé des bâtonnets et des microcoques dans le sang et dans la salive de six malades atteints d'oreillons. Viennent ensuite les travaux d'Ollivier (2), de Boinet (3), de Bordas (4), de Laveran et Catrin (5), qui ont pu obtenir 72 fois sur 100 des cultures du même microbe, micrococoques associés par deux en diplocoques, quelquefois groupés en quatre par zooglées. Plus récemment, Ferré, Busquet et Antony (6), Mécray et Walsh (1896), Michaelis (1897), Carrière (7), confirment les résutltats obtenus par Laveran et Catrin. On est donc parvenu à isoler un microbe, à le cultiver même, mais la preuve que cet organisme est bien la cause de la maladie, est encore à faire, car des inoculations aux animaux répétées et multipliées, n'ont pas donné de résultats positifs.

Quoi qu'il en soit, l'existence d'un agent de contage, même inconnu, est admise par tous. Les cas de contagion de la mère au fœtus [Human (8), Gautier (9)], suffiraient à lever les moindres hésitations. La contagion doit être considérée comme li-

(1) Capitan et Charrin. — Société de Biologie, 1881.

(2) Ollivier. — *Revue des Maladies de l'Enfance*, 1885.

(3) Boinet. — *Lyon Médical*, 1885.

(4) Bordas. — Société de Biologie, 1889.

(5) Laveran et Catrin. — Société de Biologie, 1893.

(6) Antony. — Société médicale des Hôpitaux, 1894.

(7) Carrière. — *Bulletin Médical*, 1902.

(8) Human. — *Amer. Journal of med. sc.*, 1855.

(9) V. Gauthier. — *Revue de Suisse romande*, 1883.

.mitée ; mais la contagion de la période prodomique et du début est la plus importante, les faits signalés par Bernutz, Antony, Rendu... montrent qu'elle peut s'exercer pendant toute l'évolution de la maladie et même lui survivre.

La marche clinique de cette affection est très variable. C'est l'évolution, il est vrai, d'une maladie infectieuse. Après une période d'incubation qui dure en moyenne de quinze jours à trois semaines, les premiers phénomènes morbides se déclarent. Les prodromes légers, quand ils existent, au point de rester méconnus, font rapidement place à la tuméfaction douloureuse des parotides qui caractérise la période d'état. Ce gonflement parotidien unilatéral d'abord, bilatéral ensuite, s'accompagne de quelques phénomènes généraux ordinairement bénins et la résolution complète des ourles varie de huit jours chez l'enfant, à dix ou douze jours chez l'adulte. Ajoutons que si la maladie peut présenter des rechutes, elle ne récidive pas.

Telle est, rapidement esquissée, la marche clinique de cette affection. Mais, à l'instar des autres maladies infectieuses, nous pouvons rencontrer au cours de la fièvre ourlienne, des complications qui viennent en assombrir le pronostic. Aussi, parce qu'ils tuent rarement, les oreillons ne doivent-ils pas être considérés comme une maladie insignifiante et négligeable. On ne doit pas traiter à la légère une affection avec apparences, si bénignes soient-elles, qui peut présenter des complications parfois mortelles (œdème glottique, accidents cérébraux, néphrite, etc.), ou laisser à sa suite des infirmités incurables (surdité, atrophie testiculaire). Toutes ces complications rares chez l'enfant, sont toujours à craindre chez l'adulte. Leur pathogénie est loin d'être élucidée. L'analogie de la fièvre ourlienne avec les maladies infectieuses étant reconnue, il est possible que l'agent spécifique des oreillons, qu'il soit microcoque, bâtonnet ou bacille, aille porter ses effets sur tous les points de l'organisme en état de moindre résistance. Mais si cette hypothèse peut être admise dans certains cas, pour d'autres complications, on ne peut qu'invoquer l'action de microbes pyogènes, d'infections secondaires ou d'associations microbiennes. C'est ce que nous discuterons lorsque nous étudierons le pourquoi des complications pleuro-pulmonaires qui sont l'objet de cette étude.

OREILLONS — CONGESTION PULMONAIRE

OBSERVATION PREMIÈRE

(Due à l'obligeance de M. Devèze, interne du service)

Oreillons. — Congestion pulmonaire.

Etienne P..., soldat au 122e régiment d'Infanterie, entre à l'hôpital Suburbain le 4 mai 1905 avec des ourles parotidiennes bilatérales.

Antécédents personnels. — Jusqu'alors pas de maladie, excepté une grippe bénigne à l'âge de dix ans.

Antécédents héréditaires. — Père et mère bien portants. Deux frères en bonne santé.

Les oreillons semblent évoluer normalement et sans fièvre.

7 mai. — A 11 heures du matin, brusquement le malade est pris de frissons avec claquement des dents et le thermomètre accuse une température de 39°3. Une toux fréquente et quinteuse se déclare ; mais l'expectoration est nulle et on ne note pas de point de côté.

A l'examen du poumon, dans la fosse sous-épineuse droite, on trouve de la matité, les vibrations sont exagérées et on entend quelques râles sous-crépitants. A la base droite, on trouve de la submatité et de l'obscurité respiratoire. On prescrit une potion avec 1 gr. 50 d'ipéca.

8 mai. — La toux, toujours pénible, s'accompagne d'une expectoration abondante et de crachats adhérents, aérés avec quelques filets de sang.

9 mai. — La température tombe à 37°5 le soir. A l'auscultation, en arrière et à droite, submatité dans la fosse sous-

épineuse et matité à la base ; encore quelques râles sous-crépitants. Respiration soufflante.

On diminue la dose d'ipéca. Application de ventouses sèches sur toute la partie malade et au bout de quelques jours, le malade part en congé de convalescence, complètement guéri.

OBSERVATION II

In thèse de Bories

Oreillons. — Congestion pulmonaire

M. L..., garçon de 8 ans, est atteint des oreillons du côté gauche, le 2 août ; peu ou pas de fièvre, céphalalgie, anorexie, état saburral de la langue, vomissements..

L'affection se montre bénigne ; au bout de quelques jours le côté droit est pris, mais faiblement ; les symptômes du début n'ont pas persisté ; l'enfant ne garde pas le lit, mais nous lui faisons rigoureusement garder sa chambre.

Le 6 août, la déglutition est un peu pénible ; l'examen de la gorge fait constater de la rougeur du pharynx et un peu d'angine catarrhale du côté droit ; les yeux sont larmoyants. L'enfant tousse, et à l'auscultation, nous notons des râles de congestion aux deux bases, mais sans fièvre ; température et pouls n'offrant rien de particulier, pas de frissons antérieurs, pas de douleurs ,pas de gêne respiratoire, toux insignifiante. Au bout de 3 à 4 jours, tous ces symptômes se sont amendés, la gorge va bien, la région parotidienne n'est plus engorgée, les conjonctives ne sont plus enflammées; la congestion des bases seule persiste mais n'augmente pas ; la toux est plus fréquente, mais elle est plus grasse, les crachats sont épais et l'expectoration se fait sans fatigue.

Nous revoyons l'enfant quelques jours après, la guérison était complète.

Observation III

(Résumée)

In thèse de Bories

P... A..., âgée de six ans, est atteinte des oreillons le 20 juillet.

L'affection débute par de la courbature, des vomissements, de l'adynamie et la fluxion s'étend aux glandes parotidiennes, sous-maxillaires et sub-linguales.

L'enfant était entrée en convalescence, lorsque le 29 la température atteint 39°2 et une légère dyspnée apparaît.

A l'auscultation, on trouve un foyer de râles crépitants fins à la partie postérieure du poumon gauche, au niveau de l'aisselle ; l'oppression augmente et l'expectoration est légèrement sanguinolente.

Le 31, un souffle rude a remplacé les râle crépitants ; l'état général reste bon. Température, 39°2. Pouls, 110.

Le 1er août, congestion peu accusée aux bases, râles disséminés. Cet état reste stationnaire jusqu'au 5 août, époque à laquelle l'enfant entre en convalescence. La guérison fut rapide.

Observation IV

(Résumée)

In thèse Bories

Un petit garçon de 7 ans, le jeune J... A..., contracte les orcillons du 22 au 24 juillet.

La maladie débute par des symptômes généraux graves, avec céphalalgie, vomissements. Température élevée ; les pa-

rotides sont cependant modérément gonflées, peu douloureuses et le malade se plaint surtout de douleurs localisées aux
grandes articulations des membres inférieurs et aux testicu-
les.

Le 26, une amélioration se produit et le malade semble en-
trer en convalescence, lorsque le 30 au matin, le malade se
plaint tout à coup d'une douleur vive intercostale postérieure,
mais sans frissons. L'auscultation donne les résultats suivants :

Submatité et râles crépitants fins à la partie postérieure
du poumon droit ; l'état général ne s'est pas aggravé mais la
température est remontée à 39°4 et le pouls à 110.

Le 3 août, la température redescend à 37°9 ; aux râles crépitants succèdent de gros râles muqueux, la toux devient grasse, l'expectoration abondante, l'oppression insignifiante et en
peu de jours l'enfant guérit très bien.

Observation V

(Résumée)

M. Comby. — Soc. méd. des hôp. de Paris

D. Et..., 29 ans, entré le 11 avril 1893 à l'hôpital Tenon.

Le 8 avril, cet homme avait été pris de tremblement, frissons et il a remarqué que son testicule droit était enflé, rouge,
douloureux ; le lendemain, les régions parotidiennes sont
gonflées et douloureuses. Un médecin est appelé et conseille
le transfert à l'hôpital. A ce moment, l'état semblait très grave, le malade avait une dyspnée très forte, il toussait et finalement il rendit, au milieu des efforts de toux, une grande
quantité de sang, un verre environ. Cette hémoptysie ne se
renouvela pas et l'oppression diminua. L'examen du poumon

fait avec le plus grand soin a été absolument négatif ; les sommets sont indemnes et la poitrine ne présente aucun râle, aucun bruit anormal, aucune modification de la respiration. Il semble bien que cette hémoptysie a été l'effet d'une congestion pulmonaire soudaine et fugace ayant coïncidé avec le délire, l'hyperthermie et la localisation testiculaire.

L'auteur ajoute les réflexions suivantes qui viennent à l'appui de notre thèse :

Notre malade qui n'est pas tuberculeux, qui n'a jamais toussé, qui ne présente aucun signe de bacillose pulmonaire, a eu à la période d'acmé de sa maladie, au moment où il était en proie à de la fièvre, au délire, à l'oppression, une hémoptysie considérable. Je ne puis m'empêcher de voir dans cette complication très rare, qu'aucun auteur, à ma connaissance, n'a signalée, une manifestation ourlienne. Désormais la congestion pulmonaire, avec ou sans hémoptysie, doit figurer parmi les localisations, les complications déjà si nombreuses, de l'infection ourlienne.

OBSERVATION VI

(Résumée)

Merklen. — Soc. méd. des hôp. de Paris, 1893

J.... P... agé de 35 ans, était pris d'oreillons graves avec orchite unilatérale. Alors que cette complication paraissait à son déclin, il se plaignit subitement d'une douleur atroce dans le côté gauche de la poitrine, douleur accompagnée de dyspnée, d'orthopnée et sueurs froides : la fièvre était insignifiante, l'expectoration de la poitrine ne révélait rien. On s'était arrêté au diagnostic de névralgie diaphragmatique, lorsque le lendemain il rendit des crachats noirs sanguinolents, absolument caractéristiques de l'apoplexie pulmonaire, et

2

l'examen de la poitrine confirmait ce diagnostic. Il existait, en effet, à la base du poumon gauche, une petite zone de matité avec souffle tubaire. A partir de ce moment, le malade était soulagé et cette complication pulmonaire exceptionnelle suivit son cours régulier pour se terminer favorablement en une dizaine de jours.

———

Réflexions

La congestion pulmonaire est une complication que nous n'avons observée qu'une seule fois dans son type clinique nettement caractérisé et dans une épidémie qui ne comptait pas moins de deux cents malades. Les formes plus légères et plus bénignes, à cause de leur symptomatologie fruste peuvent passer inaperçues, et c'est peut-être ce qui explique cette rareté toute relative, croyons-nous, en ce sens qu'on ne la recherche pas assez. C'est une complication tardive, et, d'ailleurs, c'est là un caractère commun à presque toutes les complications respiratoires, qui est de survenir au moment de la résolution des ourles, c'est-à-dire du sixième au huitième jour de la maladie ou même en pleine convalescence.

Les formes anatomique et clinique de ces congestions sont très variables. Tantôt c'est une complication rapide durant deux ou trois jours à peine et qu'il faut noter au passage (observation II). Le malade n'a pas de température, n'accuse aucune douleur, c'est la congestion la plus simple qui, au point de vue anatomique, doit se caractériser par de la fluxion pulmonaire avec dilatation des vaisseaux.

Mais dans d'autres cas, la congestion est plus violente et la symptomatologie fait pressentir des altérations pulmonaires plus profondes que dans le cas précédent. Le point de côté existe très nettement, des foyers de râles crépitants d'abord, remplacés ensuite par un souffle rude, font songer à des foyers de splénisation pulmonaire avec un léger œdème (observation III). Cependant l'évolution est rapide et la guérison de règle.

Il est enfin une forme très intéressante de ces congestions, ce sont les congestions avec hémoptysie dont le type se trouve dans les observations de Comby et Merklen. Tantôt ce sont de simples stries de sang que l'on retrouve dans les crachats (obs. VI) ; tantôt, au contraire, ce sont de véritables hémoptysies abondantes (obs. V) qui accompagnent l'expectoration. Devons-nous rattacher ces formes de congestions avec hémorragie pulmonaire à la maladie ourlienne ? Avons-nous affaire ici à des hémoptysies par altération sanguine, comme on les observe fréquemment au cours des maladies infectieuses telles que la dothiénentérie, la variole, la grippe, la rougeole.... La nature infectieuse des oreillons étant reconnue, on pourrait, semble-t-il, admettre que la fièvre ourlienne puisse provoquer ces altérations. Il ne faut cependant pas se hâter de conclure et on peut se demander si ces hémoptysies ne doivent pas être rattachées à tout autre chose qu'à la congestion, si elles ne seraient pas d'origine bacillaire. Toutefois, dans les cas où cette hémoptysie est fugace, soudaine, survenant au cours d'une congestion rapide, sans coïncidence de lésions du sommet, on ne peut hésiter, il s'agit bien, dans ce cas, d'une congestion avec hémoptysie compliquant la fièvre ourlienne.

Le pronostic de toutes ces formes est en général bénin et d'ordinaire ces congestions disparaissent sans laisser de traces.

OREILLONS ET BRONCHITE

Observation VII

In thèse Guasco

Oreillons doubles. — Bronchite légère

A...,21 ans, 83ᵉ de ligne, entré à l'hôpital le 27 février. Le 19, il commença à éprouver une sensation de gêne au niveau du larynx ; cette gêne devint bientôt une véritable douleur, augmentant pendant la phonation et s'accompagnant de raucité de la voix et de toux, avec expectoration visqueuse et verdâtre. L'état général demeura bon. La déglutition n'a été que peu gênée.

A l'examen, on constate une certaine tuméfaction de l'amygdale droite, la voix est encore enrouée, mais la phonation n'est plus douloureuse. Depuis hier, la région parotidienne gauche présente un certain degré de tuméfaction ; la droite est légèrement empâtée.

Le 1ᵉʳ mars, le malade se plaint de céphalalgie ; il a mal dormi, il éprouve une légère douleur dans le thorax, à droite, au niveau des dernières fausses côtes. Rien à l'auscultation.

Le 2, le malade tousse beaucoup ; rien à l'auscultation.

Le 3, la céphalalgie augmente d'une façon considérable, la nuit a été mauvaise. Toux fréquente, crachats de bronchite. Rien à l'auscultation, la tuméfaction des parotides a tout à fait disparu.

Le 4, le malade va beaucoup mieux, la toux a diminué, légère épistaxis : T. 37°2. Le malade sort complètement rétabli quelques jours après.

Observation VIII

Simonin. — Société méd. des hôpitaux, 1902

Oreillons et bronchite

Ri..., Etienne, 24 ans, soldat au 24ᵉ régiment d'infanterie, était atteint de coryza et de laryngo-bronchite depuis 8 jours. Le 10 février 1902, début d'un oreillon parotidien qui motive son entrée à l'infirmerie du corps ; il y reste jusqu'au 16, époque à laquelle il est hospitalisé avec le diagnostic de bronchite aiguë généralisée fébrile.

La voix est rauque, le malade offre de la rhinite séro-purulente, il tousse beaucoup et rejette des crachats muco-purulents riches en pneumocoques. L'auscultation révèle dans les deux sommets une respiration granuleuse avec un timbre rude presque soufflant, de la submatité et de la diminution des vibrations. Ailleurs, dans l'étendue des deux poumons, on perçoit un mélange de râles sibilants, ronflants ou muqueux, assez denses.

La langue est saburrale, le pouls ne dépasse pas 90 ; la température, qui, le neuvième jour après les oreillons, atteignait 39°6 dans l'aisselle, s'abaisse par un lysis régulier jusqu'au douzième jour, où elle atteint la normale.

Le malade, amaigri et anémié, quitte l'hôpital par convalescence le 1ᵉʳ mars.

Observation IX

In thèse Bories

Oreillons. — Bronchite

Le jeune R... E..., âgé de 7 ans, est atteint des oreillons le 10 août. La maladie débute d'une façon assez intense, par des vomissements qui se renouvellent plusieurs fois par jour, de l'insomnie, de l'agitation, de la céphalalgie et un peu d'épistaxis. La fluxion parotidienne se montre des deux côtés ; le côté droit est plus engorgé que le côté gauche et aussi plus douloureux. Les genoux, les pieds sont le siège de douleurs articulaires qui cèdent cependant rapidement ; l'enfant est d'une constitution frêle et délicate.

Le 16, les phénomènes inflammatoires locaux diminuent mais à l'examen de la poitrine, on constate un commencement de bronchite double en arrière ; l'enfant tousse fréquemment, mais la fièvre est presque nulle et l'état général reste bon.

Le 19, les râles sibilants sont remplacés par des râles muqueux à grosses bulles, la toux augmente, mais sans fatigue et l'expectoration se fait facilement ; l'état général va s'améliorant et le petit malade est entièrement rétabli au bout d'une dizaine de jours.

Observation X

(Résumée. *In* thèse de Guasco)

Oreillon double — Bronchite légère

A...., 23 ans, entre à l'hôpital le 24 mars avec une tuméfaction double considérable des parotides ; pas de troubles fonctionnels, pas de fièvre.

Le 26, le malade tousse un peu et à l'auscultation on trouve quelques signes d'une bronchite légère.

Le 28, la toux persiste. T. 39°.

Le 29, la toux a disparu, ainsi que les signes de bronchite et le malade sort guéri quelques jours après.

OBSERVATIONS XI et XII

(Résumée. — *In* thèse de Viéla)

Oreillons. — Bronchite

A) — B..., 74° de ligne, entre le 5 février à l'hôpital avec tuméfaction de la région parotidienne droite.

A l'auscultation quelques râles de bronchite. Le malade guérit en quelques jours.

B) — R.... (Louis), 74° de ligne, entre le 22 février à l'hôpital avec tuméfaction des régions parotidiennes droite et gauche. On note également quelques râles de bronchite.

OBSERVATION XIII

M. Catrin. — *In* Société méd. des hôp. de Paris
Séance du 23 juin 1893
Oreillons et bronchite

Boc..., 21 ans, entre à l'hôpital du Val-de-Grâce, le 8 mars 1893, pour oreillon gauche.

10 mars, oreillon à droite, bourdonnements d'oreille, diminution de l'acuité auditive.

Le 24, tout semble terminé du côté des parotides et le malade devait bientôt sortir, lorsque le 30, il se plaint de douleurs dans la poitrine ; il tousse ; l'auscultation nous révèle la présence de nombreux râles sibilants et ronflants dans toute la poitrine.

Cette bronchite s'est accompagnée de sueurs nocturnes, insomnie, courbature, élévation de la température qui égale 39° le 30, 38°1 et 37°9 le 31. En même temps, un léger nuage d'albumine dans les urines.

Cette bronchite aiguë guérit assez rapidement.

RÉFLEXIONS.

Comme la congestion, la bronchite ourlienne est hâtive, légère et mérite d'être recherchée avec soin. Nous la voyons survenir assez tardivement, du huitième au dixième jour de la maladie et chez des sujets nullement prédisposés par leurs antécédents. Nous n'avons, en effet, relevé aucune cause spéciale et particulière dans les diverses observations que nous avons parcourues.

Cette complication ne semble pas avoir une symptomatologie bien spéciale et ne paraît aggraver en rien le pronostic de l'infection ourlienne. Elle constitue seulement un antécédent pulmonaire qui montre chez le malade un certain degré de moindre résistance de ses poumons à l'infection. Mais il est une observation que nous voulons bien mettre en relief et sur laquelle nous reviendrons quand il s'agira de discuter la nature de ces complications. Nous voulons parler de l'observation VII ; voilà un malade qui commence à éprouver de la laryngite ; l'examen fait le lendemain révèle également de l'amygdalite, puis l'infection gagne la région parotidienne et enfin apparaît la bronchite. Ne doit-on pas voir dans ce cas l'évolution régulière et progressive du même processus infectieux avec des manifestations diverses ? Cette infection ourlienne à laquelle nous attribuons la parotidite, peut également avoir fait la laryngite, l'amygdalite et la bronchite.

OREILLONS BRONCHO-PNEUMONIE ET PNEUMONIE

Observation XIV

(Due à l'obligeance de M. Devèze)

Oreillons compliqués de broncho-pneumonie et d'orchite.

Font...., 23 ans, soldat au 2ᵉ génie, entre à l'hôpital Suburbain le 10 avril 1905, avec le diagnostic d'oreillons.

Antécédents personnels. — Pas de maladie.

Antécédents héréditaires. — Mère morte de fluxion de poitrine à l'âge de 50 ans. Un frère et une sœur en bonne santé.

État actuel. — Les deux parotides sont envahies ainsi que la glande sous-maxillaire gauche. La tuméfaction est énorme avec un léger œdème des deux joues. T. 38°. Langue sale. Quelques râles de bronchite disséminés dans les deux poumons.

11 avril. — Le malade a des frissons et la température s'élève à 39°5. Il tousse et expectore des crachats très adhérents, rouillés avec quelques filets de sang.

A l'examen du poumon : En avant et à droite, sonorité normale, respiration bronchitique. A gauche, submatité au sommet et à la base. En arrière et à droite : matité dans la fosse sous-épineuse et à la base. Vibrations augmentées au tiers moyen, diminuées à la base. Respiration soufflante au sommet, retentissement vocal, quelques râles sous-crépitants. Le malade fait une broncho-pneumonie du côté droit.

15 avril. — Vomissements, langue très sale et crachats hémoptoïques. Dans la soirée, douleur au testicule gauche.

16 avril. — Température du matin, 38°4. Température du soir, 39°8. Pouls à 84 bien frappé. Les crachats sont toujours très adhérents au vase, rouillés, mais moins abondants.

On note une diminution du volume des ourles, cependant le testicule gauche reste très tuméfié et douloureux.

17 avril. — Encore des crachats adhérents et rouillés. Température, 37°7. A l'auscultation, en arrière et à droite, respiration bronchitique et râles sous-crépitants.

20 avril. — L'expectoration est moins abondante, il n'y a plus de traces de sang dans les crachats et la température revient à la normale. Le malade entre en pleine convalescence et sort le 4 mai, gardant de sa broncho-pneumonie un point submat et légèrement soufflant dans la fosse sous-épineuse droite et une atrophie très marquée du testicule gauche.

OBSERVATION XV

Résumée. — *In* thèse de Bories.

Oreillons. — Broncho-pneumonie

M. J..., âgée de 10 ans, contracte les oreillons le 18 juillet. Le côté gauche seul est pris ; mais le 22 le côté droit se prend à son tour et l'état général s'aggrave. On constate de la céphalalgie, des vomissements, de l'insomnie, de l'agitation et un peu d'épistaxis ; le ventre est légèrement ballonné et douloureux : c'est enfin un état typhoïde prononcé.

Le 24, tous ces symptômes s'amendent, mais la malade se plaint d'une douleur assez vive à la région thoracique droite antérieure.

Le 25, cette douleur diminue et à l'auscultation on perçoit à la fin de l'inspiration, une bouffée de râles crépitants fins à la partie moyenne du poumon droit et en arrière. Dyspnée légère. Température, 39°2, pouls 110. En même temps on entend des râles de bronchite disséminés dans toute la poitrine.

Le 26, on entend, à la place des râles crépitants fins, un

souffle peu rude et il y a de la submatité. Les râles de bronchite sont de plus en plus fins et nombreux. Température, 38°9. Pouls, 100.

Le 27 et 28, l'état reste stationnaire.

Le 29, l'état s'aggrave rapidement, la température s'élève à 40°3, pouls 130 ; la dyspnée devient de plus en plus intense, les extrémités se refroidissent et la malade meurt le 30 au matin.

Observation XVI

Boinet. — In *Lyon-Médical*, février 1885

Broncho-pneumonie mortelle survenue dans le cours d'oreillons

L..., 127ᵉ régiment d'Infanterie, d'une bonne santé habituelle, entre à l'infirmerie le 15 avril pour un oreillon droit qui avait débuté la veille ; trois jours après survient un oreillon du côté gauche. Le gonflement des deux régions parotidiennes est assez considérable, la pression est douloureuse, l'état général est excellent ; peu de fièvre et bon appétit.

Le 27, une fièvre intense se déclare, le malade a des frissons, il se plaint d'un point de côté à droite et d'une dyspnée assez forte.

Le 28, la langue est sèche, la fièvre intense, le point de côté diminue, mais la dyspnée augmente. La respiration est brève, superficielle, haletante. Le pouls est plein, à 120. La percussion ne donne qu'une faible diminution de la sonorité ; à l'auscultation on perçoit, surtout aux deux bases, des râles sibilants fins. Il existe aussi de l'obscurité, du murmure vésiculaire. Les crachats visqueux, gluants, ont une couleur brique pilée.

Le 29, la matité des deux bases est assez marquée : on entend à ce niveau des bouffées de râles sous-crépitants fins, en grand nombre. La voix est soufflante, l'augmentation des vibrations thoraciques est à peine perceptible. La dyspnée est considérable, le pouls à 125, la fièvre intense 41°, la langue sale, l'état général mauvais. Le malade est envoyé à l'hôpital, où il meurt le 5 mai.

Observation XVII

(Résumée)

Delmas. — In *Archives de Méd. Militaire*, novembre 1885

Oreillons et pneumonie

L..., jeune soldat. Oreillons le 16 février. Du 20 au 23, décroissance de la maladie. Le 26, récidive d'oreillons, fièvre, le malade est affaissé, peau chaude, pouls fréquent, irrégulier, langue saburrale.

Le 24, point de côté intense ; à la percussion, légère matité à la base du poumon droit ; diminution du bruit respiratoire dans cette partie ; pas de râles, crachats muco-purulents, couleur brique pilée.

Le 25, T. 39°9. La matité a augmenté d'étendue ; pas de râles, bronchophonie. Pendant 8 jours, abattement, anorexie, amaigrissement.

Le dixième jour, état général meilleur ; toute trace d'inflammation ourlienne a disparu ; à l'auscultation tous les signes d'une broncho-pneumonie.

Rien jusqu'au vingtième jour. Le 21ᵉ le délire fait son apparition, loquacité extrême, cris perçants. Le 23ᵉ jour, disparition du délire et l'état général s'améliore progressivement.

OBSERVATION XVIII

(Résumée. — *In* thèse de Puech)

Oreillons. — Pneumonie

Tar..., 23 ans, 122ᵉ de ligne. Entré à l'hôpital le 27 février avec une parotidite ourlienne double. Apyrexie complète. T. 36°5.

Le 3 mars, dyspnée et point de côté sous le mamelon droit. Pas de frisson bien intense. Toux légère, pas de matité, légère exagération des vibrations au-dessous de l'angle inférieur de l'omoplate droite. Souffle bronchique dans la fosse sous-épineuse du même côté. T. 39°3. Le soir, T. 40°1 ; P. 102 ; R. 40.

Matité au niveau de l'angle inférieur de l'omoplate droite. Exagération des vibrations thoraciques au même point.

Souffle tubaire dans la fosse sous-épineuse.

Le 4, T. 40°2 ; P. = 116 ; R. = 44. Dyspnée intense avec toux pénible suivie d'expectoration rosée : râles crépitants au tiers moyen et postérieur du poumon droit : le soir, pouls plein, dur, fréquent.

Le 5, sous-crépitants au tiers inférieur du poumon droit en arrière. T. 37°9 ; P. =100 ; R. =33.

Le 6, température, 38°9 ; pouls, 108 ; respiration, 36. Frottements pleuraux à la base et en arrière du côté droit. Souffle et bronchophonie au tiers moyen ; matité jusque dans la fosse sous-épineuse. Crachats rouillés. Bronchophonie, frottements pleuraux à la base en avant.

Le 8, la température tombe brusquement à 36°7 ; pouls, 76 ; respiration, 28. Crachats marmelade d'abricots ; râles crépitants de retour dans toute la moitié inférieure droite du poumon en arrière : frottements pleuraux dans la ligne axillaire.

Le 11, résolution complète de la pneumonie, il ne reste que quelques frottements pleuraux aux deux bases en arrière.

Observation XIX

M. Jourdan, méd.-major. — *In* Mémoire de Méd. militaire, 1878.

Oreillons. — Pneumonie.

L..., est atteint d'oreillons doubles volumineux. En 8 jours, le gonflement disparaît ; mais survient une pneumonie grave du sommet à forme ataxo-adynamique. Cependant, le malade entre en convalescence mais son état général reste mauvais : il tousse, il est essoufflé et nous craignons le développement d'une affection spécifique.

Observation XX

(Résumée)

M. Delmas. — In *Arch. de Méd. Militaire*, 1883.

Oreillons. — Pneumonie.

L..., jeune soldat. Oreillons le 16 février ; du 20 au 23, décroissance de la maladie. Le 23, récidive d'oreillons, fièvre, le malade est affaissé ; il a le pouls fréquent, irrégulier, la langue est saburrale.

Le 25, point de côté intense ; à la percussion, légère matité à la base du poumon droit, diminution du bruit respiratoire dans cette partie ; pas de râles, crachats muco-purulents, couleur brique pilée.

Le 25, température 39°9, la matité a augmenté d'étendue, pas de râles, bronchophonie.

Pendant 8 jours, abattement, anorexie, amaigrissement ; le dixième jour, l'état est meilleur, toute trace d'inflammation ourlienne a disparu.

Le quinzième jour, le malade retombe dans une anorexie complète ; à l'auscultation, tous les signes d'une broncho-pneumonie.

Rien jusqu'au vingtième jour : le vingt-et-unième le délire fait son apparition, loquacité extrême, cris perçants. Le vingt-troisième jour, disparition du délire et l'état général s'amé-liore progressivement.

Observation XXI

(Résumée. — *In* thèse de Grefflé)

Oreillons de nature maligne.—Parotidite, orchites, pneumonie accompagnées de névralgies cruelles, sans réactions fébriles. — Accidents cholériformes. — Algidité et mort.

. Boyer Jean, 28 ans, entre à l'hôpital le 27 février 1871. Ma-lade depuis 7 jours, épididymite à droite, précédée d'un gon-flement de la région parotidienne gauche. Le 10 mars, point de côté violent à gauche et névralgies, dyspnée ; examen sté-thoscopique négatif, température normale ; le 11, à la base du côté gauche, en arrière, apparaît un bruit de souffle avec crépitations fines ; peu de toux, mais crachats orangés carac-téristiques. Peu de fièvre.

Le 12, la pneumonie a fait quelques progrès et occupe le tiers inférieur du côté gauche, en arrière, où elle se carac-térise par du souffle tubaire.

Le 13, mêmes signes stéthoscopiques, quelques râles de retour à la base. Le soir, douleur vive à l'épigastre ; ventre rétracté, sensible à la pression, vomissements, Le 15, point douloureux au niveau de l'angle inférieur de l'omoplate ; ma-

tité occupant le tiers inférieur du côté gauche, en arrière ;
souffle tubaire, râles sous-crépitants à la base, crachats visqueux et aérés, teintés de jaune ; le soir et le 16 recrudescence
de la douleur épigastrique, traits altérés. Cyanose et refroi-
dissement des extrémités. Pouls insensible, algidité et mort.

* * *

Réflexions

La maladie ourlienne peut se compliquer d'affections pulmonaires plus graves que celles que nous avons étudiées jusqu'ici, nous voulons parler des broncho-pneumonies et des
pneumonies. D'ordinaire, ces complications surviennent tardivement et aussi bien chez les jeunes gens vigoureux pa-
raissant doués d'une grande résistance (peut-être même plus
souvent chez ceux-ci que chez les enfants) que chez les fai-
bles, les prédisposés.

En ce qui concerne la forme anatomique, il est certains
points à noter, non pas pour la broncho-pneumonie qui ne
varie guère avec les infections, mais pour la pneumonie. Le
plus souvent on se trouve en présence d'une infection lobu-
laire et non lobaire. On rencontre généralement non pas les
lésions de la grande pneumonie atteignant tout un lobe pulmonaire, mais des altérations surtout lobulaires. Ce fait a,
d'ailleurs, été constaté et soutenu par Roger dans son ouvrage
sur les *Maladies infectieuses*. Cela dit, sans nier la présence
d'infections lobaires.

Au point de vue clinique, nous croyons qu'il faut tenir grand
compte du moment d'apparition de ces complications au
cours de l'infection ourlienne. Les broncho-pneumonies et les
pneumonies qui surviennent tardivement, soit pendant la résolution des glandes tuméfiées, soit pendant la convalescence
évoluent favorablement dans la majorité des cas. Brusque-

ment le malade accuse un point de côté, est pris de frissons et l'auscultation révèle un foyer de pneumonie. Dans ce cas l'évolution de la complication est régulière, arrivant à la guérison parfaite. Il n'y a eu qu'un incident retardant la convalescence. Il semble que l'infection de l'organisme ne soit pas aussi durable que dans d'autres maladies infectieuses ; ce qui concorde d'ailleurs bien avec ce fait que les convalescences de fièvre ourlienne sont rapides. Dans ces formes, l'organisme est peu infecté et peut réagir facilement à toute invasion microbienne.

Mais il est des cas où c'est l'état général infectieux qui domine. L'infection est profonde, durable et ainsi se réalisent ces formes ataxo-adynamiques (obs. XIX) de la fièvre ourlienne, rares il est vrai, mais qu'il faut connaître. Dans ces cas, l'infection de l'organisme a été assez intense pour que ce dernier soit encore très affaibli longtemps après la disparition de la maladie primitive. Il s'ensuit que les complications sont plus graves et que toute broncho-pneumonie ou pneumonie survenant à cette époque, peut être considérée comme ayant un pronostic fatal.

Il en est souvent de même pour ces complications survenant pendant la période d'état de la fièvre ourlienne. Ici encore il faut tenir compte du facteur infection et aussi du terrain affaibli par une maladie générale. Bien entendu, nous n'abordons pas la question de la nature de la complication, à savoir si celle-ci est due au microbe ourlien ou à un microbe tre secondaire. Nous insistons seulement sur cette question du terrain infecté et plus apte à succomber à une infection secondaire, pour montrer toute l'importance, au point de vue du pronostic, du moment d'apparition de ces complications. Souvent le début passe inaperçu ; le malade accuse un point de côté et attire notre attention du côté du poumon. D'ordinaire, le râle crépitant fait défaut, ou s'il existe, il n'a plus les caractères classiques qu'on lui trouve dans la pneumonie franche. On perçoit de petits râles humides ; d'autres fois, il y a du souffle d'emblée. Quoi qu'il en soit, l'évolution de ces complications est rapide. Sont-elles mortelles (comme dans l'observation XVI de Boinet) ? La mort survient avec une augmentation de dyspnée et une fièvre intense de 40° à 41°.

Les cas de résolution, cependant, ne sont pas rares et le malade peut recouvrer une santé parfaite (obs. XVII et XX). Mais dans ces cas de complications très graves de la période d'état, la résolution sera lente et l'état général reste mauvais. Toujours persistent des reliquats du côté de la plèvre (obs. XIV-XVIII) ou du côté des poumons (obs. XIX), indices d'une réaction de défense de la plèvre contre quelque lésion pulmonaire si petite soit-elle, probablement de nature spécifique (obs. XIV).

Nous venons d'étudier l'évolution de ces complications ; celles qui surviennent pendant la période d'état ou de résolution ont-elles quelque influence sur la marche des oreillons? Le nombre d'observations que nous possédons est encore trop insuffisant pour nous permettre de conclure. Il semble cependant que sans déterminer une augmentation de l'infection ourlienne, l'apparition de la complication retarde la résolution des ourles.

OREILLONS ET PLEURÉSIE

Observation XXII

(Due à l'obligeance de M. Devèze)

Oreillons et pleurésie

Etienne A..., soldat au 122ᵉ régiment d'infanterie, entre à l'Hôpital Suburbain le 18 mars 1905.

Antécédents personnels. — Pas de maladie antérieure. Bonne santé habituelle.

Antécédents héréditaires. — Père et mère bien portants. Deux frères en bonne santé et une sœur morte à quinze mois probablement de gastro-entérite.

Début. — Le 17 mars, le malade se plaint d'une douleur vive au niveau de la région parotidienne gauche. Le lendemain, la tuméfaction de la glande apparaît et le côté droit est pris à son tour. T. 37°8. Langue saburrale.

L'évolution des ourles semble normale, lorsque le 21, au matin, le malade accuse un point de côté au niveau du mamelon à droite avec gêne de la respiration. Une toux sèche et quinteuse commence à apparaître et la température qui était descendue à la normale, remonte brusquement à 38° le matin, et à 39°2 le soir.

A l'examen du poumon : on note en arrière et à droite de la matité douloureuse au tiers inférieur, une diminution notable du murmure vésiculaire ; les vibrations vocales sont diminuées. En même temps, léger souffle expirateur et quelques frottements pleuraux. Pas de pectoriloquie aphone, pas d'égophonie ; mais la voix est un peu nasonnée.

Il y a là un peu de liquide interposé entre les deux feuillets de la plèvre du côté droit.

23 mars. — La douleur thoracique est moindre. Le souffle pleurétique a disparu ; mais l'auscultation fait toujours entendre quelques frottements pleuraux et une diminution du murmure vésiculaire. La température est descendue à 37°2 le matin et à 37°5 le soir.

25 mars. — Toujours les mêmes signes à l'auscultation. La température est normale.

30 mars. — Aux poumons : de la submatité et de l'obscurité respiratoire à la base droite. Les frottements pleuraux persistent, mais sont moins nombreux.

5 avril. — Disparition complète des frottements. Le malade entre en convalescence.

20 avril. — Le malade sort de l'hôpital ne conservant aucun reliquat de sa pleurite et part en congé de convalescence.

OBSERVATION XXIII

Ferrand — France-Médicale, février 1889

Oreillons et pleurésie

Une dame, ayant dépassé la cinquantaine, est soignée pour des coliques hépatiques. Au bout de quelques jours, les crises hépatiques se continuant, la malade étant dans un état légèrement fébrile, apparurent les oreillons simples d'abord, doubles ensuite. Oreillons considérables et cependant médiocrement douloureux.

Deux ou trois jours après se produisait un épanchement pleural et bientôt la malade succombait à une crise de catarrhe suffoquant.

Observation XXIV

In thèse de Greffié

Pleurésie dans la convalescence des oreillons

P... Jean, 21 ans, soldat au 31ᵉ de ligne, entre le 2 février à l'hôpital Saint-Martin. Les oreillons évoluent normalement en huit jours ; il ne reste plus de trace locale de la maladie ; mais le malade se sent faible et fatigué. Le 20 février, il se déclare une pleurésie à gauche. La température ne revient à la normale que le 28 mars suivant : la pleurésie a duré un mois.

Observation XXV

Simonin. — Soc. méd. des hôpitaux, 1902

Oreillons et broncho-pleuro-pneumonie suivie d'empyème.— Guérison.

Cord... Pierre, 22 ans, soldat au 24ᵉ régiment d'infanterie, entre à l'infirmerie le 27 février 1902, pour parotidite gauche et orchite droite.

Le 27, il est évacué sur le Val-de-Grâce. Pas de fièvre, la parotide gauche a repris son volume normal. Le malade tousse un peu sans cracher ; rien à l'auscultation. Les jours suivants, la convalescence s'établit régulièrement. Le 14 mars (21ᵉ jour), violents frissons, point de côté sous-mammaire gauche.

15 mars. — T. 38°5. Dans la fosse sous-épineuse gauche, submatité, exagération des vibrations, bronchophonie, zone soufflante avec râles sous-crépitants.

16 mars. — T. 40°. Matité complète dans la fosse sous-épineuse. Broncho-égophonie, souffle simple, diminution de la sonorité dans la base et la fosse sous-épineuse. Skodisme sous-

claviculaire ; espace de Traube intact, légère dyspnée, 28 respirations. Toux assez rare. Quelques crachats visqueux, adhérents, peu aérés, rouillés, riches en pneumocoques. Pouls 120. Langue sèche, rôtie.

17 mars. — Mêmes signes pulmonaires. On diagnostique une pleurésie interlobaire gauche et on pratique une ponction aspiratrice qui amène 200 grammes d'un liquide légèrement louche, laissant déposer quelques grumeaux dans lesquels on trouve des pneumocoques isolés.

19 mars. — T. 38° ; pouls à 100. Matité et diminution des vibrations dans la zone de l'interlobe gauche, broncho-égophonie.

25 mars. — Point de côté, dyspnée. On trouve les signes indiscutables d'un épanchement de la grande cavité pleurale gauche. Pas de déviation du cœur. Une ponction faite en arrière ramène 300 grammes de liquide purulent.

5 avril. — On pratique la thoracotomie avec résection costale. Issue d'un flot de pus épais, verdâtre, avec quelques grumeaux fibrineux.

Le 12 avril, la fièvre a totalement disparu.

Le 21 mai, la cicatrisation est à peu près complète.

Le 20 juin, le malade sort de l'hôpital guéri. Le murmure vésiculaire est assourdi à la base gauche, les vibrations thoraciques légèrement diminuées.

Observation XXVI

Résumé. — *In* thèse de Greffié, 1891

Pleurésie gauche dans la convalescence d'une orchite double, consécutive elle-même aux oreillons

P..., 24 ans, entré à l'Hôpital Saint-Eloi, le 13 avril pour une orchite double, consécutive aux oreillons qu'il a eus au mois de février à Cambrai. Dans les premiers jours de

mai, les deux affections testiculaires étaient en voie de résolution, mais le malade ne recouvrait point l'appétit, lorsque
se déclara un point de côté à gauche avec fièvre et oppression.

Le 15 mai, l'épanchement emplissait le côté gauche de la
base au sommet ; le 17, commencement de résolution ; le 18
au soir, frisson qui dure un quart d'heure ; le 20, submatité
au sommet, matité sur presque toute la hauteur ; le 22, la
sonorité est revenue dans les deux tiers supérieurs. La résolution continue jusqu'au 25. Le 27, on constate une recrudescence de l'épanchement. Le 29, à midi, frisson violent, néan-
moins les jours suivants, diminution graduelle de l'épanchement.

Le 4 juin, frottement pleural jusque dans les parties infé-
rieures du côté. Le 27 juin, submatité dans les deux tiers inférieurs, craquements pleuraux. Le 29 juin, sortie en convalescence.

RÉFLEXIONS

La pleurésie ourlienne est une des complications les plus
rares que l'on puisse rencontrer au cours ou dans la convalescence des oreillons. Les différentes statistiques que nous
avons parcourues ne la mentionnent qu'exceptionnellement,
Nous-même n'avons trouvé qu'un seul cas de cette affection
dans une épidémie de deux cents malades. La plupart des
auteurs estiment cette complication assez rare pour l'expliquer
par une simple coïncidence et croient qu'il n'est pas possible
de décrire encore la pleurésie ourlienne (Comby).

Cette complication que nous avons toujours vu apparaître
lorsque la résolution des ourles était complète, a une symptomatologie identique à celle des épanchements pleurétiques

ordinaires et une évolution rapide, le pronostic restant toujours favorable. Cliniquement, on peut se trouver en présence tantôt d'une pleurésie avec peu ou pas de liquide (obs.
XXII), tantôt d'un épanchement qui envahit tout le poumon
et c'est la pleurésie séro-fibrineuse avec son évolution clinique
ordinaire (obs. XXVI). Enfin, la pleurésie purulente, bien que
très rare, a cependant été signalée par Simonin (obs. XXV).

Parmi les quelques observations que nous avons pu recueil-
lir et que nous rapportons, il en est une qui mérite d'être
signalée tout particulièrement, c'est celle de Greffié (obs.
XXVI). Il semble qu'il y ait eu dans ce cas des localisations
successives de l'infection ourlienne, se manifestant d'abord par
la tuméfaction parotidienne compliquée d'orchite bilatérale laquelle se résout, puis est remplacée par un épanchement pleural, dernière localisation de l'infection. Et si nous parlons
de localisation, c'est pour bien insister sur ce fait, que, du
moment qu'on admet la nature infectieuse des oreillons, cette
maladie peut nous présenter toutes les manifestations possi-
bles des infections générales.

Cependant, bien que toute maladie infectieuse soit suscep-
tible de se compliquer de pleurésie et qu'il soit dès lors permis d'assigner une origine ourlienne à scs épanchements survenant au cours des oreillons, il faut toujours craindre une
lésion pulmonaire en voie d'évolution ou bien une lésion qui
débute, surtout lorsqu'on se trouve en présence d'une pleurésie à forme sèche survenant chez un individu affaibli ou
même prédisposé.

OREILLONS — TUBERCULOSE

Observation XXVII

(Due à l'obligeance de M. Devèze, interne du service)

Oreillons et tuberculose

Louis R..., soldat au 122ᵉ régiment d'infanterie, entre le 15 mars 1905 à l'hôpital Suburbain avec des oreillons parotidiens bilatéraux et une légère fébricule. T. 37°5.

Antécédents héréditaires. — Père et mère bien portants. Une sœur en bonne santé.

Antécédents personnels. — Bonne santé habituelle. A eu la fièvre typhoïde à quinze ans. Depuis lors, rien de particulier à noter.

La maladie actuelle suit une évolution normale et la tuméfaction parotidienne diminue rapidement, à tel point qu'elle était à peine sensible le 20 mars. Cependant la convalescence traîne, le malade a peu d'appétit et perd ses forces. Il commence bientôt à tousser, a des sueurs nocturnes et son facies anémié et amaigri dirige nos investigations du côté de l'appareil pulmonaire.

L'examen de la poitrine nous fait découvrir de l'induration au niveau du sommet droit. Nous trouvons de la submatité, les vibrations sont notablement augmentées, l'inspiration est rude, saccadée, l'expiration prolongée et légèrement soufflante. Quelques craquements secs, si on fait tousser le malade.

Cet état persiste et finalement le malade part le 15 avril en congé de convalescence de six mois, sans amélioration notable.

Observation XXVIII

(Jourdan, méd.-major de 2e classe. — In *Mémoire de Méd. Militaire*, 1878)

Martin J..., atteint d'oreillon simple, compliqué d'orchite, est pris pendant la durée de l'orchite, d'une bronchite aiguë grave avec hémoptysie. Cette bronchite a suivi une marche irrégulière, et deux mois après, pendant la convalescence, on constate les signes d'une affection du sommet droit. Ce malade avait eu, il y a un an, une bronchite avec expectoration sanguinolente, mais il se portait bien depuis et avait toujours fait son service.

Réflexions

Parmi les documents que nous avons pu parcourir pour la rédaction de notre travail, nous n'avons trouvé aucune trace d'observation de bacillose compliquant la fièvre ourlienne. Jourdan (obs. XXVIII) cite cependant le cas d'un malade qui, atteint d'oreillon simple avec orchite, présente brusquement tous les symptômes d'une bronchite aiguë avec hémoptysie. Il faut noter que le malade avait déjà été traité pour bronchite. Il y a donc tout lieu de croire qu'il n'y a eu là qu'une poussée aiguë de bacillose pulmonaire chez un tuberculeux. Dans l'observation XXVII, nous voyons un jeune soldat en pleine santé jusqu'au 15 mars, jour de son entrée à l'hôpital, sans antécédents, ni personnels, ni héréditaires, qui, subitement, alors que la résolution des ourles était presque complète, commence à faire de l'induration de son sommet droit.

Quels sont les rapports qui unissent la bacillose et les oreillons ? Ils semblent les mêmes que pour les autres maladies infectieuses. L'infection ourlienne peut donner un coup de fouet aux quelques tubercules qui sommeillaient dans le poumon du malade. Les lésions pulmonaires existaient déjà, mais sans manifestations cliniques. La maladie ourlienne ne fait que favoriser l'apparition de ces dernières (obs. XXVIII), mais il peut se faire aussi que le sujet, sans avoir de localisations pulmonaires de tuberculose, soit un bacillaire parce qu'il a des bacilles quelque part dans son organisme (ganglions, sang, etc., etc.). Ici encore les oreillons ne font que favoriser l'apparition d'une tuberculose pulmonaire. Enfin, il peut se rencontrer des cas où le sujet n'est nullement bacillaire ; c'est un tuberculisable, un prédisposé, dont l'organisme sera mis en état de moindre résistance par l'infection et qui, à l'occasion de cette maladie ourlienne, fera de la tuberculose. Pourquoi n'admettrions-nous pas que les oreillons aient pu préparer le terrain à l'infection tuberculeuse, alors que cette hypothèse est justifiée pour d'autres maladies infectieuses, comme par exemple la fièvre typhoïde ?

ÉTIOLOGIE ET PATHOGÉNIE DE CES COMPLICATIONS

Nous avons vu que les complications pleuro-pulmonaires étaient rares au cours de l'infection ourlienne et nous croyons qu'il est possible de trouver le pourquoi de cette rareté dans ces deux propositons : d'abord la moindre virulence du microbe ourlien, ensuite la nature même de ces complications. Aussi est-il intéressant de rechercher cette dernière.

Comment se produisent ces complications ? Il faut admettre des causes prédisposantes d'une part, des causes déterminantes de l'autre. Les premières semblent influencer l'organisme et préparer le terrain. Faut-il tenir compte de l'âge ? Nous ne le croyons pas, car nous avons vu survenir ces complications aussi bien chez l'enfant que chez l'adulte, parfois même chez des soldats très vigoureux et c'est là un fait digne de remarque. On a bien incriminé encore le froid ; mais cette condition semble sans importance. Nous connaissons aujourd'hui le rôle du froid dans les infections. Il peut avoir un rôle localisateur, être l'occasion d'une moindre résistance dans un organisme déjà altéré ; il n'est jamais cause première de la complication. Nous ne pouvons pas tenir compte non plus du génie épidémique de la maladie, car on n'a pas encore signalé des épidémies d'oreillons avec des séries de complications pleuro-pulmonaires. Et ceci nous amène à dire quelques mots de la contagion de ces complications. On parle de contagion des complications de la rougeole, et en particulier de la broncho-pneumonie morbilleuse, en est-il de même des complications ourliennes intéressant l'appareil pulmonaire ? Nous ne le croyons pas et le fait que ces complications sont rares et que dans une épidémie comme celle que nous avons observée, on ne rencontre que quelques cas d'oreillons compliqués d'affections pulmonaires, est là pour nous empêcher d'admettre cette hypothèse.

Mais il est une cause favorisante au plus haut point, nous voulons parler du terrain. Certes il est des cas, et nous les retrouvons dans nos observations, où l'infection ourlienne est survenue chez des sujets forts, vigoureux, sans aucun antécédent et où il y a eu des complications. Mais il ne faut pas exagérer et nous devons tenir compte ici, comme dans toutes les affections, d'une part de l'influence prédisposante des antécédents pulmonaires chez le malade, d'autre part du terrain malade, affaibli, en état de moindre résistance.

Abordons maintenant l'étude de la pathogénie de ces complications. Et tout d'abord, nous nous trouvons en présence de deux hypothèses très nettes. Ou bien ces complications ne sont que des manifestations locales, pleuro-pulmonaires de l'infection générale ourlienne. Le microbe pénètre dans le sang, se localise sur tel appareil et ainsi apparaissent des manifestations qui constituent les complications de la maladie. Ou bien ces complications ne sont pas dues à l'agent spécifique ourlien encore à déterminer, mais à des microbes secondaires qui ont envahi l'organisme grâce à l'affaiblissement produit par la maladie principale. C'est ici qu'il faut faire intervenir le rôle des associations microbiennes. Etudions successivement chacune de ces hypothèses.

Ces complications sont-elles dues au microbe spécifique ? Nous ne pouvons répondre affirmativement pour toutes les complications que nous avons étudiées ; nous croyons cepen-

dant qu'il est possible d'assigner à certaines une origine ourlienne. A l'appui de cette hypothèse, on pourrait présenter
l'observation VII. Il nous semble tout naturel de voir dans ce
cas une marche progressive ascendante et descendante de l'infection ourlienne. On pourrait reprocher aux partisans de
cette théorie l'absence de toute preuve bactériologique. Si
cependant le microbe ourlien restant inconnu, on assimile
la fièvre ourlienne à une maladie infectieuse de nature microbienne, comme à ces dernières il faut bien reconnaître à
l'agent ourlien le pouvoir de faire des infections diverses localisées sur différents appareils. La même opinion pourrait
se soutenir pour la congestion pulmonaire (obs. II).

Quelle serait la voie suivie par le microbe spécifique ? Dans
les autopsies de malades succombant à des complications pulmonaires survenues au cours de maladies infectieuses, on a
remarqué que le processus microbien pouvait se faire indif-
féremment par les bronches ou par les vaisseaux pulmonaires.
Dans le premier cas, il s'agit d'une infection exogène descendante ; dans le second, l'infection a une origine endogène et
se fait par le sang. Dans les oreillons comme dans toutes les
maladies infectieuses, le germe pathogène peut suivre les
deux voies.

Dans la deuxième hypothèse, ces complications doivent être
attribuées à une infection secondaire due à des microbes venant se localiser sur l'appareil respiratoire. Cette hypothèse
ne doit pas nous surprendre, car nous savons qu'on observe
souvent au cours et surtout à la convalescence des maladies
infectieuses, des infections secondaires dues à des bactéries
banales qui ont envahi l'organisme grâce à l'affaiblissement
produit par la maladie principale. Il y a donc lieu de supposer qu'il en est de même pour les oreillons. Quels sont
donc ces agents secondaires déterminant ces complications ?
Ils sont multiples et parmi ceux qu'on a le plus souvent re-

trouvés dans les crachats de malades, citons le streptocoque et le pneumocoque. Quelle est leur origine ? On admet généralement qu'il y avait infection latente, que ces microbes existaient déjà dans l'organisme. Dès lors, leur mode d'action est facile à comprendre. L'infection primitive affaiblit le terrain, le prépare et sur cette partie de l'organisme en état de moindre résistance viennent agir les microbes secondaires, jusque-là inoffensifs. On peut considérer ainsi ces complications comme des maladies nouvelles, surajoutées, véritables infections secondaires qui peuvent évoluer avec la maladie, ou plus souvent apparaître dans le cours ou le déclin de la fièvre ourlienne. Dans tous les cas, le malade est atteint de deux maladies microbiennes et l'infection ourlienne semble avoir préparé le terrain. C'est ainsi que Grancher (1) définit la rougeole compliquée.

Certains auteurs ont essayé de rattacher le microbe ourlien aux streptocoques. C'est ainsi que Busquet et Ferré (2), se basant sur une statistique de trois épidémies, ont établi qu'il existe une relation entre l'apparition des phlegmasies à streptocoque et le développement des oreillons. Au point de vue clinique, ils ont noté la préexistence d'angines simples ou pultacées, d'abcès dentaires à streptocoque chez les malades atteints d'oreillons. Chez dix-sept malades, dans le sang et dans la circulation générale, ils ont rencontré dix-sept fois un diplocoque ayant exactement les mêmes caractères que celui de Laveran et Catrin. Mais ils n'ont pu établir une filiation formelle entre les inflammations à streptocoque et les oreillons. Pour le pneumocoque, nous ne pouvons mieux faire que de nous inspirer des recherches récentes entrepri-

---

(1) Grancher. — *Traité de Méd.* Brouardel et Gilbert (Rougeole)
(2) Busquet et Ferré, Congrès de Méd. tenu à Bordeaux, 2ᵉ sess.

ses par M. Simonin (1) dans son service au Val-de-Grâce. Sur les 198 malades observés (janvier 1900 à mai 1902) huit fois il a rencontré des symptômes intéressant l'appareil respiratoire et l'examen bactériologique lui a révélé d'une façon constante dans les exsudats bronchiques ou pulmonaires, comme aussi dans l'ensemencement du pus pleural, la présence du pneumocoque de Talamon-Fraënkel. « Nous sommes assez habitués, ajoute-t-il, au polymorphisme des manifestations de cette bactérie pour ne pas trouver surprenant qu'elle engendre ici comme dans d'autres circonstances où elle agit primitivement pour son compte, tous les degrés des réactions inflammatoires au niveau des premières voies, du parenchyme pulmonaire ou de son enveloppe pleurale. Laryngites et bronchites, congestions pulmonaires, avec ou sans crachats hémoptoïques, foyers broncho-pneumoniques plus ou moins tenaces, pneumonie franche, pleurésie séro-fibrineuse ultérieurement suppurée, voilà tout autant de complications réalisables et cliniquement rencontrées ».

Le pneumocoque peut intervenir de deux façons différentes au cours de l'infection ourlienne : ou bien il peut n'apparaître qu'après la fluxion des glandes salivaires, ou bien faire son apparition pendant la longue période d'incubation des ourles, de telle sorte que les oreillons silencieux encore se compliquent de pneumococcie. « Il semble, conclut Simonin, que l'apparition du syndrome clinique des ourles est généralement le signal d'une recrudescence dans l'intensité des réactions cliniques du pneumocoque, dont la virulence s'exalte presque toujours alors que l'oreillon lui-même reste généralement bénin ».

Reste maintenant à conclure entre ces deux hypothèses.

---

(1) Simonin, Soc Méd. des Hôp., 1902.

Le microbe spécifique ourlien agit-il seul ou associé ? Nous croyons que l'on peut conclure d'une façon éclectique. Nous avons essayé de montrer en effet que si pour quelques-unes des complications observées, il est possible d'admettre que le microbe de Laveran et Catrin ait pu provoquer de la congestion pulmonaire ou de la bronchite, dans tous les autres cas nous devons supposer que ce sont des microbes secondaires associés à l'agent spécial ourlien qui jouent le principal rôle dans les complications pleuro-pulmonaires de la maladie.

CONCLUSIONS

De l'étude qui précède, il découle :

1° Que la fièvre ourlienne peut se compliquer d'affections pleuro-pulmonaires.

2° Que ces complications sont dues quelquefois à l'agent spécifique ourlien encore à déterminer, le plus souvent à des microbes secondaires et plus spécialement au pneumocoque et au streptocoque, dont l'invasion est favorisée par l'infection ourlienne.

3° Que la symptomatologie de ces complications est identique à celle des affections pleuro-pulmonaires que l'on rencontre au cours des autres maladies infectieuses.

4° Que leur évolution et leur pronostic dépendent surtout du moment de leur apparition à cause des dangers particuliers de ces associations microbiennes : graves pendant la période d'état, elles sont d'ordinaire bénignes pendant la convalescence.

Il s'ensuit que l'on devra rechercher avec soin ces complications pendant toute la durée de l'évolution des ourles, de façon à les prévenir et si elles se déclarent, à instituer sans retard le traitement ordinaire et spécial à chacune de ces affections.

INDEX BIBLIOGRAPHIQUE

BARTHEZ et SANNÉ. — Maladies des enfants, 1891.

BÉHIER. — Clinique de l'Hôtel-Dieu, 1874.

BOINET. — Note sur le microbe des oreillons. (*Lyon-Médical*, mars 1885.)

BOUCHUT. — Sur la nature et le traitement des oreillons. (*Gazette des Hôpitaux*, 1873.)

BOUGART. — De l'oreillon. (*Journal de Méd. de Bruxelles*, 1866.)

BOURGEOIS. — De la fièvre ourlienne et de ses complications. (Thèse de Paris, 1887.)

BORDAS. — *Bulletin de la Société de Biologie*, 1889.

BORIES. — Complications de l'appareil respiratoire dans les oreillons. (Th. de Montpellier, 1894.).

BOUCHARD. — Soc. de Biologie, 1880.

BROUARDEL et GILBERT. — Traité de médecine, fascicule IX.

BUSQUET et FERRÉ. — Des relations qui existent entre les lésions inflammatoires à streptocoque et les oreillons. (Congrès de Médecine, 2e session, Bordeaux, 1895.)

CALMETTES. — Oreillons et fièvres éruptives. (*Arch. gén. de Méd.*, oct. 1883.)

CARPENTIER. — De l'oreillon considéré comme maladie générale et éruptive. (Th. de Paris, 1869.)

CAPITAN et CHARRIN. — Microbes dans les oreillons. (Société de Biologie, 1881 et 1883.)

CATRIN. — Oreillons et complications. (*Gazette des Hôpitaux*, 1895.)

CÉRENVILLE. — *Revue Méd. de la Suisse romande*, 1887.

COLIN. — Rapport des oreillons avec les fièvres éruptives. (Soc. Méd. des Hôpitaux de Paris, 1876.)

Comby. — Les oreillons. (Biblioth. Méd. Charcot-Debove, 1893.)

Dechambre. — Dict. usuel des sc. méd. (Artic. « Oreillons ».)

Delmas. — *Arch. de Méd. militaire*, 1883.

Dumarest. — Notes sur quelques particularités des oreillons. (*Lyon Méd.*, 1876.)

Duroziez. — Cinq cas d'oreillons. Contagion. (*Gaz. des Hôpitaux*, 1870.)

D'Espine et Picot. — Manuel pratique des maladies de l'enfance.

Ferrand. — Note sur les oreillons infectieux. (*France Médicale*, 1889.)

Gailhard. — Etude sur la maladie appelée « oreillons », sa nature, ses expressions. Thèse de Montpellier, 1877.

Greffié. — Thèse de Montpellier, 1891.

Guasco — Sur une épidémie d'oreillons qui a sévi sur la garnison de Toulouse. Thèse de Paris, 1883.

Haillot. — De l'oreillon et de ses complications. (Th. de Paris, 1876.)

Hippocrate. — Trad. de Daremberg. (Paris, 1844, p. 289.)

Jacob. — Les oreillons au point de vue épidémiologique et clinique, 1875.

Jaccoud. — Du caractère infectieux de l'affection ourlienne (*Gaz. Hôp.*, juin 1885.)

Jourdan. — *Arch. de Méd. milit.*, 1888.

Laveran et Catrin. — Soc. de Biologie, Paris, 1893.

Laveran. — Art. « Oreillons » in dict. Dechambre.

Lehmann. — Thèse de Paris, 1890.

Leriche. — Thèse de Paris, 1892.

Malabouche. — Etude sur la maladie généralement désignée sous le nom d'oreillons. Thèse de Montpellier, 1867.

Martin (A.). — *Revue de Méd.*, mars 1894.

Michel. — Thèse de Paris, 1868.

G. de Mussy. — *Gaz. Hebdomad.*, 1868, p. 631.
— *Clinique Méd.*, t. II.

Ollivier. — De la contagiosité et du contage des oreillons, (*Revue des malad. de l'enfance*, juillet 1885.)

Pilatte. — *Bulletin Méd.* Marseille, 1890.

Plagneux. — Sur une épidémie d'oreillons. Thèse de Paris, 1885.

Pognon. — Des formes cliniques de la maladie ourlienne. Thèse Paris, 1889.

Puech. — Thèse de Montpellier, 1888.

Rilliet et Barthez. — *Traité des maladies des enfants*, 1861, t. II, p. 614.

Rizet. — Note sur une épidémie d'oreillons. (*Arch. de Méd.*, 1866.)

Roger. — Effets des associations microbiennes. (Soc. de Biologie, 1889.)

— Maladies infectieuses.

Ropas. — Essai sur les oreillons. Thèse de Paris, 1869.

Rothe. — *Munch. med. Woch.*, mai 1860.

Sallaud. — Des oreillons, de leur nature, de leur soi-disant métastase. Thèse de Montpellier, 1868.

Simonin. — Soc. Méd. des Hôpitaux, 7 novembre 1902.

Trousseau. — Cliniques, 3e édition, t. I, p. 194.

Védrènes. — *Arch. de Méd. militaire*, 1881.

Viéla. — Thèse de Paris, 1886.

www.ingramcontent.com/pod-product-compliance
Ingram Content Group UK Ltd.
Pitfield, Milton Keynes, MK11 3LW, UK
UKHW020011080726
13614UKWH00003B/1325